Diagnose Diabetes
Teil 1 - und was jetzt?

Symptome, Diabetes-Typen, Therapien und neue Erkenntnisse – eine Orientierungshilfe für Patienten und Angehörige

Andrea Runge

Bibliografische Information der Deutschen Nationalbibliothek
Die Deutsche Nationalbibliothek verzeichnet diese Publikation in der
Deutschen Nationalbibliografie; detaillierte bibliografische Daten
sind im Internet über http://dnb.d-nb.de abrufbar.

Für Ronny Stürmer

Danke für deine Hilfe bei diesem Buch. Auch wenn du es
oft nicht wusstest, so haben deine unermüdlichen
Antworten auf meine endlosen Fragen bei diesem Buch
einen großen Einfluss gehabt.

Andrea Runge

1.   **Auflage** © 2012 Striker Verlag
Autor: Runge, Andrea
Grafik: Ronny Stürmer
Buchblock u. Korrektur: Texteragentur-Gifhorn
Herstellung und Verlag: Books on Demand GmbH, Norderstedt
ISBN 9783848229970

Vorwort

Weltweit sind rund 150 Millionen Menschen an Diabetes erkrankt. Die Dunkelziffer der Menschen, die bereits Diabetes im Anfangsstadium haben, aber dies nicht wissen, dürfte doppelt so hoch sein. Deshalb spricht man hier von einer Volkskrankheit.

Dass Sie Diabetes haben, diese Nachricht ist erst einmal niederschmetternd und wirft jede Menge neue Fragen auf.

Auch diese Idee für dieses Buch entstand, als in unserem Umfeld mehrere Freunde und Familienangehörige an Diabetes Typ 1 und 2 erkrankten. Plötzlich gab es jede Menge Fragen und keiner wusste eine Antwort darauf.

Wir begannen uns, mit dem Thema Diabetes auseinander zu setzen und Nachforschungen anzustellen. Dabei fiel uns auf, dass es mitunter sehr allgemeine Fragen gibt und nur ungenaue oder keine Antworten zu finden sind.

Neue Therapien werden erst gefeiert und dann verteufelt. Was ist nun richtig? Gibt es zuverlässige Alternativbehandlungen zur schulmedizinischen Therapie? Statt Antworten fanden wir   also jede Menge Verwirrung, Halbwissen und letztlich noch mehr Fragen.

Darum haben wir uns genauer umgeschaut, erfahrene Mediziner wie Diabetologen befragt und jede Menge fundierte Antworten auf unseren Fragenkatalog zusammen getragen.

Wir stellen die einzelnen Diabetesformen vor, wie deren Merkmale und deren Behandlungen. Dabei halten wir uns nicht nur an den bekannten Diabetesarten auf, sondern schauen uns auch unbekanntere Diabetesformen an, wie zum Beispiel die Schwangerschaftsdiabetes und deren Einfluss auf die Schwangerschaft und das Kind.

Aber wir haben uns auch mit der Forschung beschäftigt und gehen auf neue Therapieansätze ein, die erfolgversprechend sind.

Insgesamt dürfte in dieser Buchserie ein Neuling auf dem Gebiet der Diabetes viele Antworten finden, die wirklich weiterhelfen und die ganz besonders zu Anfang einer Diagnose entstehen.

Andrea Runge   August 2012

Was sind Insulin und Diabetes?

Insulin wird in der Bauchspeicheldrüse gebildet und ist ein lebenswichtiges Hormon.

Es hat die wichtige Aufgabe, den in der Nahrung aufgenommenen Zucker (Traubenzucker oder Glukose) aus dem Blut in die Zellen zu transportieren, wo der Zucker wiederum zur Energiegewinnung benötigen wird.

Es ist also ein Hormon der Bauchspeicheldrüse, das die Aufnahme von Zucker aus dem Blut in die Körperzellen fördert und senkt damit den Blutzuckerspiegel. Wird zu wenig Insulin produziert entsteht der Diabetes mellitus.

Bei Diabetes ist diese lebensnotwendige Aufgabe aus verschiedenen Ursachen gestört bzw. unmöglich geworden.

Diabetes wird je nach Ursache in verschiedene Typen unterteilt und dann wieder in Untergruppen.

Die gängigste Therapie dürfte die Gabe von Insulinpräparaten sein. Aber auch die Änderung bisherigen Lebensgewohnheiten zählt zu den erfolgversprechenden Therapien.

Alarmzeichen – allgemeine Symptome für Diabetes

Die Frage, die sich die meisten Menschen stellen, ist folgende:

Woran erkenne ich eine mögliche Diabeteserkrankung?

Oder

Bei welchen Symptomen sollte ich zum Arzt gehen?

Eins gleich zu Beginn, Ärzte sind auch nur Menschen und manchmal ist es gar nicht so verkehrt, wenn Sie Ihre Befürchtung laut aussprechen. Nur so kann Ihr Hausarzt gezielt auf Ihre Ängste eingehen und nicht selten wird bei einer Routineuntersuchung die Diagnose Diabetes festgestellt.

Wir haben mögliche Symptome zusammengestellt, die Sie alarmieren sollten. Fast nie treten alle Symptome gemeinsam auf, sondern nur einige. Das macht es so schwierig, eine Diagnose zu stellen. Denn häufig treten diese Symptome auch bei einer allgemeinen Erkrankung auf.

Symptome:

- plötzliche Verschlechterungen der Sehkraft
(Damit ist ein rapider Abfall der Sehkraft innerhalb von einem kurzen Zeitraum gemeint. Dazu zählt doppeltes und verschwommenes Sehen.)

- übermäßiger Durst (Normal ist es, wenn Sie durchschnittlich 2 Liter am Tag trinken. Trinken Sie plötzlich mehr, dann gehen Sie zum Arzt..)

- häufiger Drang auf Toilette zu müssen

- plötzlich auftretende Müdigkeit

- Bluthochdruck

- Sekundenschlaf

- Antriebsarmut (Sie haben zu nichts mehr Lust)

- Abnahme der sexuellen Lust

- Kopfschmerzen

- Durchblutungsstörungen

- Kribbeln in den Gliedmaßen

- Übelkeit

- **plötzliches Schwitzen**

- **Atemnot bei geringen Anstrengungen**

- **Übergewicht**

- **Juckreiz**

- **trockene Haut**

- **schlecht heilende blaue Flecken oder Wunden**

- **hohe Anfälligkeit für Krankheiten** (treten bei Ihnen mehr grippeähnliche Erkrankungen innerhalb eines Zeitraums auf, dann lassen Sie das genauer untersuchen)

- **unerklärbare Gewichtsab- oder zunahme**

- **Mundgeruch** (durch eine Übersäuerung des Körpers kommt es zu einem Aceton ähnlichem Mundgeruch)

- **Erbrechen**

- **Benommenheit**

- **eine allgemeine Schwäche**

Mindestens drei der hier genannten Symptome zusammen reichen aus, um Ihren Arzt aufzusuchen.

Umgang mit Diabetes für den Patienten

Wer die Diagnose „Diabetes" erhält, für den bricht erst einmal eine Welt zusammen und zig Fragen tauchen auf.

Manche Neulinge sehen diese Erkrankung als eine Art Bestrafung. Häufig taucht bei dieser Gruppe die Frage auf: „Warum grade ich?" Viele überwinden diese Phase, aber fast jeder 10. Diabetiker bleibt hier stecken und entwickelt eine Depression.

Doch ein Großteil der neuen Diabetiker nimmt diese Herausforderung **positiv** an und sieht darin auch die Chance, um zu einer **neuen und auch besseren Lebensqualität** zu gelangen.

Es hilft, wenn Sie über Ihre Erkrankung und Ihre Befürchtungen mit Angehörigen sprechen. Die **Unterstützung von Familie und Freunden** kann Ihnen sehr viel Halt, besonders in der ersten Zeit geben.

Aber Sie haben auch sehr gute Ansprechpartner in Ihren **Ärzten**.

Umgang der Familie mit Diabetes

Diabetiker-Neulinge werden mit Informationen regelrecht zugeschüttet. Das ist eine Tatsache.

Anders sieht es mit der Familie, Freunden, Bekannten und Arbeitskollegen aus. Diese kämpfen sich beschwerlich durch einen Wirrwarr von Hinweisen, Auskünften, Irrtümern und Ratschlägen.

Auch mir ging das so. Hunderte von Homepages zum Thema Diabetes habe ich durchforstet und etliches dazu gelesen. Und ich war immer öfter erstaunt, welches Halbwissen ich über Diabetes hatte bzw. wie falsch ich mitunter lag.

Ich musste mir die Erkenntnisse über Monate hinweg mühselig zusammen suchen, bei Ärzten nachfragen und einiges ausprobieren.

Damit es Ihnen nicht auch so geht, habe ich in den folgenden Kapiteln Ihnen das Wichtigste für Angehörige und Freunde von Diabetikern zusammengestellt.

Warum Glasglocke und Watte der falsche Weg sind.

Sobald jemand in unserem Umfeld krank wird, neigen wir als Freunde und Angehörige dazu, den Kranken in Watte oder unter eine Glasglocke zu packen.

Etwas **Mitgefühl** ist in Ordnung, doch **zu viel** davon, lähmt den Diabetiker in seinen neuen und vor allem notwendigen Aktivitäten.

Versuchen auch Sie als Angehöriger, die Krankheit als **Chance zu einer positiven Veränderung** zu sehen.

Denn das ist Diabetes tatsächlich, auch wenn Sie es zum Anfang nicht so sehen werden.

Den meisten neuen Diabetikern fehlen anfangs die **Energie und der Wille**, sich mit den neuen Aufgaben wie Umstellung der Ernährung, mehr sportliche Betätigung und regelmäßige Medikamenteneinnahme auseinander zu setzen.

Also fangen Sie selbst damit an. Das könnte so aussehen:

➢ Erinnern Sie Ihren Diabetikerneuling regelmäßig an die **Einnahme seiner Medikamente**.

➢ Schlagen Sie eine **Sportart** vor, die Sie gemeinsam ausführen können. Wie sieht es mit einem Spaziergang aus oder mit Schwimmen.

Beginnen Sie hier **langsam**, denn ein Zuviel könnte Ihren Diabetiker entmutigen.

➢ Stellen Sie **allmählich die Ernährung** um. Eine zu schnelle und abrupte Umstellung bringt oft nichts als den bekannten Jo-Jo-Effekt.

➢ Ihnen fehlen Informationen, dann gehen Sie mit zu den **Arztterminen**. Stellen Sie Ihre Fragen, die Sie bewegen.

Das hilft auch Ihrem Diabetikerneuling zu verstehen, was Sie in dieser Situation bewegt und er wird sich nicht allein mit seiner Krankheit fühlen.

- Falls Sie **Kinder haben**, sprechen Sie mit ihnen **altersgerecht über die Krankheit**. Nichts verunsichert Kinder so sehr, wenn sie spüren, dass etwas vor sich geht, was sie nicht verstehen.

- Sammeln Sie **Informationen**, auf was Sie in Zukunft achten müssen. Dazu zählt auch Ihr Verhalten bei Unter- oder Überzuckerung.

- Nehmen Sie notfalls an den **Diabetiker-Schulungen** teil. Hier lernen Sie mit Ihrem Diabetiker, wie Sie Notfälle erkennen, das Verhalten dann und was Sie stets parat haben sollten.

- Und vor allem anderen, seien Sie ständiger **Ansprechpartner** für Ihren Angehörigen oder Freund, wenn er über seine Ängste und Probleme mit Ihnen reden will.

Diabetes-Formen

Diabetes wird nicht nach der Erkrankung unterschieden, sondern nach der Ursache. Gemeinsam haben zwar alle Diabetesarten den erhöhten Blutzuckerspiegel, aber Ursachen und teilweise auch der Verlauf der Krankheit unterscheiden sich.

Hauptgruppen:

Diabetes Typ 1 betrifft rund 400.000 Menschen in Deutschland und hat eine seiner Hauptursachen in einer genetischen Veranlagung. Hier gibt es schon sehr gute Ansätze bei der Therapie.

Am bekanntesten dürfte **Diabetes Typ 2** sein. Allgemein wird dieser Diabetes auch als Alterszucker bezeichnet und betrifft rund zwei Drittel der Zuckererkrankungen. Hat diese Krankheit vor einigen Jahren hauptsächlich alte Menschen betroffen, so löst sich heute diese Altersbegrenzung allmählich auf und betrifft auch immer mehr jüngere Menschen.

Das ist kein Wunder. Denn Auslöser für diesen Diabetestyp sind unter anderem Übergewicht, falsche Ernährung und/oder mangelnde

Bewegung. Aber auch Das zeigt sich auch in der Behandlung, die auch einer Umstellung der Ernährung und mehr Bewegung hauptsächlich besteht.

Diabetes Typ 3: Hier werden Sondergruppen der Diabetes zusammengefasst.

3 A (Genetischer Defekt der B-Zelle)

- ❖ Chromosom 20 (MODY 1)
- ❖ Chromosom 7 (MODY 2)
- ❖ Chromosom 12 (MODY 3)
- ❖ Mitochondriale DNA (MIDD, Maternally Inherited Diabetes a. Deafness)
- ❖ Andere Defekte

3 B (weitere genetische Defekte als Ursache von Diabetes)

- ❖ Insulinresistenz Typ A
- ❖ Lipatrophischer Diabetes
- ❖ Andere Defekte

3 C (Krankheiten der exokrinen Pankreas)

- ❖ Pankreatitis
- ❖ Traumen/Pankreatektomie
- ❖ Neoplasmen
- ❖ Zystische Fibrose
- ❖ Hämochromatose
- ❖ Andere Erkrankungen

3 D (Endokrinopathien)

- ❖ Akromegalie
- ❖ Morbus Cushing
- ❖ Glucagonom
- ❖ Somatostatinom
- ❖ Hyperthyreose
- ❖ Phäochromozytom
- ❖ Aldosteronom
- ❖ Andere Erkrankungen

3 E (durch Drogen- oder Chemikalien hervorgerufene Diabetes)

- ❖ Vacor (Rattengift)
- ❖ Pentamidin

- ❖ Nikotinsäure
- ❖ Glucocorticoide
- ❖ Schilddrüsenhormone
- ❖ Diazoxid
- ❖ Beta-Sympathomimetika
- ❖ Thiazid-Diuretika
- ❖ Dilantin
- ❖ Alpha-Interferon
- ❖ andere Substanzen

3 F (Infektionen)

- ❖ Kongenitale Röteln
- ❖ Zytomegalievirus
- ❖ Andere Infektionen

3 G (Seltene Formen eines immunologisch bedingten Diabetes)

- ❖ "Stiff-man"-Syndrom
- ❖ Anti-Insulin-Rezeptor-Antikörper
- ❖ andere Formen

3 H (andere genetische Syndrome, die mitunter mit Diabetes verbunden sind)

- ❖ Down-Syndrom
- ❖ Klinefelter-Syndrom
- ❖ Turner-Syndrom
- ❖ Wolfram-Syndrom
- ❖ Friedreich´sche Ataxie
- ❖ Chorea Huntington
- ❖ Dystrophia myotonica
- ❖ Porphyrie
- ❖ Prader-Willi-Labhart-Syndrom
- ❖ Andere Syndrome

Diabetes Typ 4: Schwangerschaftsdiabetes tritt, wie der Name schon sagt, während der Schwangerschaft auf und kann zu einem Risiko für Mutter und Kind werden.

Neueste Forschungen zeigen, dass die Spätfolgen bisher stark unterschätzt wurden.

1. Was versteht man unter Prädiabetes?

Dieser Abschnitt dürfte für Angehörige und Kinder von Diabetikern interessant sein, da es sich bei Prädiabetes um das Stadium handelt, welches der **eigentlichen Diabeteserkrankung vorausgeht**.

Da Diabetes auch **genetisch** bedingt ist, können Sie durch die Kenntnis von Prädiabetes die eigentliche Krankheit verzögern oder gar verhindern, ehe sie zum Ausbruch kommt.

Prädiabetes tritt bereits **Jahre früher auf** und zeigt sich in **leicht erhöhten Blutzuckerwerten**.

Oft wird das von dem Patienten wie auch dem Arzt ignoriert, da leichte Toleranzen durchaus zulässig sind.

Tatsächlich ist aber möglich, Prädiabetes zu diagnostizieren, da es durch bestimmte Glukosewerte eingegrenzt werden kann.

Achten Sie also bitte auf folgende Blutzuckerwerte.

Der Nüchtern-Blutzuckerwert beträgt

zwischen 95 bis 110 mg/dl bzw.

bei 5,3 mmol/l - 6,1 mmol/l.

Und der 2-Stunden-Wert nach einer Mahlzeit liegt:

zwischen 140 und 199 mg/dl bzw.

bei 7,8 mmol/l –11,0 mmol/l.

Treten aber diese Werte öfters auf und Sie haben in der Familie Diabetes, dann beraten Sie sich mit Ihrem Arzt, wie Sie Ihren Lebensstil gesünder gestalten.

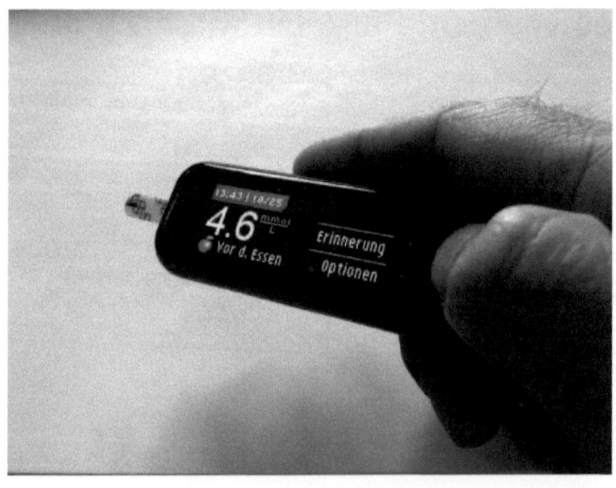

2. Diabetes mellitus Typ 1

Bei diesem Diabetestyp handelt es sich um die zweithäufigste Art des Diabetes. Ausgelöst wird sie durch eine Autoimmunerkrankung, bei der die insulinproduzierenden Zellen weniger werden, bis sie irgendwann die Produktion ganz einstellen.

Es steht noch nicht ganz fest, wodurch diese Reaktion des Körpers hervorgerufen wird, doch es gilt als gesichert, dass es sich um eine genetisch vererbbare Krankheit handelt. Dabei reicht es aus, dass ein Elternteil unter diesem Diabetestyp leidet.

Realistische Heilungsaussichten bestehen derzeit nur sehr wenige. Doch es gibt viel versprechende Forschungsergebnisse, die zu Recht auf neue Therapien hoffen lassen.

Wer bereits weiß, dass in seiner Familie Diabetes Typ 1 diagnostiziert wurde, der sollte sich vorbeugend untersuchen lassen.

Dies gilt besonders bei Kindern von Diabetes 1-Eltern. Denn je eher die Krankheit festgestellt wird, umso eher können hier Ärzte vorbeugend eingreifen und die Krankheit hinauszögern.

2.1.   Diabetes Typ 1 – Symptome

Die Symptome ähneln stark dem allgemeinen Erscheinungsbild für Diabetes. Darum fällt es sehr schwer, den Typ 1 zu diagnostizieren.

- ❖ häufiger Harndrang
- ❖ starker Durst
- ❖ Müdigkeit und Abgeschlagenheit
- ❖ trockene, juckende Haut
- ❖ Gewichtsverlust
- ❖ Azetongeruch
- ❖ Übelkeit,
- ❖ Erbrechen,
- ❖ Bauchschmerzen
- ❖ Benommenheit
- ❖ diabetisches Koma

Erst eine Messung des Langzeitzuckers im Blut gibt endgültigen Aufschluss, ob Sie zu dem Diabetes Typ 1 oder 2 gehören.

2.2. Ursachen

Der Typ-1-Diabetes ist nach bisherigen Erkenntnissen eine "Autoimmunkrankheit". Zu 90 Prozent wird diese Erkrankung vererbt.

Bei den restlichen knapp 10 Prozent der Patienten kennt man noch nicht die Ursachen, weshalb sich das körpereigene Immunsystem plötzlich gegen die insulinproduzierenden Zellen wendet und diese bekämpft.

Die Folge ist, dass innerhalb von wenigen Tagen bzw. Wochen kommt es zum Ausfall der Insulinproduktion.

Also bleibt der Zucker im Blut zurück und der Blutzuckerspiegel steigt stetig an.

Die Diabetiker des Typ 1 müssen ihr Leben lang täglich mehrfach Insulin spritzen, um akute Mängel in der Stoffwechselproduktion sowie Folgekrankheiten durch die hohen Blutzuckerwerte zu verhindern.

Im Gegensatz zu Diabetes Typ 2 verläuft der Typ 1 **sehr schnell und tritt abrupt** auf innerhalb kurzer Zeit.

2.3. Mögliche Folgeerkrankungen

Besonders bei Diabetes Typ 1 gibt es eine Reihe von Folgeerkrankungen, die nicht zu unterschätzen sind. Diesen Krankheiten können Sie aktiv vorbeugen.

Ob und wie schnell diese Erkrankungen eintreten, ist verschieden und auch abhängig von Lebensumständen des Diabetikers.

- ❖ Arteriensklerose
- ❖ Herzerkrankungen
- ❖ Bluthochdruck
- ❖ Schlaganfall
- ❖ Herzinfarkt
- ❖ Durchblutungsstörungen
- ❖ Diabetischer Fuß (Fußsyndrom)
- ❖ Erektionsstörungen
- ❖ Impotenz
- ❖ Netzhautablösungen
- ❖ Niereninsuffizienz (Nierenversagen)
- ❖ Allgemeine Nervenschäden

2.4. Klassische Therapie

Das Therapieziel bei Diabetes Typ 1 besteht in erster Linie darin, den Blutzuckerspiegel dauerhaft auf ein Normalniveau zu senken.

Das geschieht bei diesem Diabetes Typ nur durch eine Insulintherapie. Da die Bauchspeicheldrüse kein oder nur sehr wenig Insulin produziert, kommt oft die **intensivierte Insulintherapie** in Frage. Dabei müssen Sie sich ein Langzeit-Insulin spritzen und vor den Mahlzeiten ein kurz wirkendes Insulin.

Das bedeutet für Sie, dass Sie täglich die aufwendige Behandlung durchzuziehen und dabei Ernährung, Bewegung und Insulin miteinander abzustimmen. Zusätzliche Risikofaktoren, wie zum Beispiel Rauchen und übermäßigen Alkoholgenuss sollten Sie vermeiden.

Halten Sie die Termine zur Bestimmung des HbA1c-Wertes ein. Sie dienen der Verlaufskontrolle. Diabetes Typ 1 verlangt von Ihnen also viel Disziplin und eine sehr geradlinige Lebenshaltung ab.

2.5.   Neue Behandlungsansätze

Die Forschung im Bereich der Diabetes schreitet rasant voran und es gibt kaum einen Monat, in dem nicht ein neuer Durchbruch verkündet wird.

Erfolgversprechend verlaufen derzeit Versuche mit **einem Impfstoff** gegen Diabetes Typ 1 für Kinder und Jugendliche.

Ähnlich sieht es mit der **Transplantation** von Inselzellen oder Bauchspeicheldrüsen aus. Oft bieten diese Transplantationen die einzige Alternative zu den Insulininjektionen. Doch die Abstoßungsrate liegt immer noch zu hoch.

Die größten Hoffnungen liegen aber auf dem Gebiet der **Gentechnik**. Am besten scheinen hier die Ergebnisse von Stammzelltherapien zu sein. Hier ist es überlegenswert, ob Sie sich nicht rechtzeitig **Stammzellen** entnehmen und diese einfrieren lassen.

Es gilt als wahrscheinlich, dass in den nächsten 10 Jahren die Stammzellentherapie bei Diabetes zum Einsatz kommt.

3. Diabetes Typ 2

War früher Diabetes Typ 2 eine Krankheit, die hauptsächlich ältere Menschen betraf, so verschiebt sich heute diese Altersgrenze und immer mehr jüngere Menschen sind davon betroffen.

Man schätzt, dass auf jeden Diabetiker mindestens ein unentdeckter Diabetiker kommt. Bei allein 10 Millionen Diabetikern in Deutschland deutet das auf eine hohe Dunkelziffer.

In der Mehrzahl der Fälle beruht auf einer Art Insulinresistenz. Das heißt, die Zellen reagieren nicht ausreichend auf Insulin und der Zucker kann nicht mehr in die Zellen transportiert werden. Somit steigt der Blutzucker an. Zunächst versucht die Bauchspeicheldrüse, mehr Insulin zu produzieren. Irgendwann reicht das nicht mehr und es entwickelt sich Diabetes Typ 2.

Die Ursachen sind neben einer genetischen Veranlagung, eine ungesunde Lebensführung wie Überernährung, Dauerstress, Übergewicht und Bewegungsmangel.

3.1.   Diabetes 2 - Symptome

Die Symptome von Diabetes Typ 2 verlaufen zum Anfang eher unbemerkt ab. Häufig diagnostizieren Ärzte Diabetes Typ 2 erst im Zusammenhang mit einer Folgeerkrankung.

Typische Anzeichen, die Sie alarmieren sollten, sind diese:

- ❖ Häufiges Wasserlassen,
- ❖ Sehschwäche,
- ❖ Schwächegefühl,
- ❖ Kopfschmerzen,
- ❖ Durst
- ❖ und trockene Haut

Eher untypische Anzeichen können folgende Symptome sein:

- ❖ häufige Infektionen
- ❖ schlecht heilende Wunden
- ❖ trockene oder juckende Haut

3.2.   Ursachen

Es steht fest, dass eine der Ursachen von Diabetes Typ 2, eine **erbliche Veranlagung** ist.

Haben also nahe Verwandte (wie Eltern oder Geschwister) Diabetes Typ 2, dann beträgt die Wahrscheinlichkeit, im späteren Leben ebenfalls daran zu erkranken, bis zu 60 Prozent.

Kommen noch **Übergewicht** und **fehlender Sport** hinzu, dann gilt es als nahezu sicher, dass Sie bald Diabetes Typ 2 sein werden und somit einer **Insulinresistenz** aktiv Vorschub leisten.

Zu den weiteren Ursachen zählen das **metabolische Syndrom** (Stoffwechselsyndrom) und **Bluthochdruck**.

Viele der Ursachen können durch eine gesündere Lebensführung aufgehalten und damit ein Auslösen von Diabetes Typ 2 verzögert werden.

3.3. Mögliche Folgeerkrankungen

Die Folgeerkrankungen ähneln stark denen von Diabetes Typ 1 und sind nicht zu unterschätzen.

- ❖ Herzinfarkt
- ❖ Schlaganfall
- ❖ Netzhautschaden
- ❖ Nervenschäden
- ❖ Nierenschäden
- ❖ Erektionsstörungen
- ❖ Diabetisches Fußsyndrom
- ❖ Depressionen

Warum fast jeder 10. Diabetes Typ 2 Patient an Depressionen leidet, ist nicht erforscht.

Fest steht aber, wer an Depressionen leidet, kann an diesem Diabetes Typ schneller erkranken und gleichzeitig treten Depressionen bei Diabetes Typ 2 Patienten gehäuft auf.

3.4.   Schulmedizinische Therapie

Das Ziel der Therapie wird immer sein, Sie zu einem **gesünderen Lebensstil** zu begleiten sowie die **Senkung Ihres Blutzuckers** auf ein normales Niveau.

In **Schulungen** lernen Sie, wie Sie bestimmte Dinge in Ihrem Leben verändern und haben einen Ansprechpartner für eventuelle Fragen. Darum nehmen Sie Ihre Termine beim Arzt regelmäßig wahr.

Das betrifft Ihre **Ernährung, eine sportliche Betätigung** und vor allem den **Abbau Ihres Übergewichtes**.

So können Sie den Einsatz von Insulintabletten und Insulininjektionen herauszögern.

Kommen **Tabletten und Injektionen** zum Einsatz werden Sie mit dem selbständigen **Blutzuckermessen** vertraut gemacht.

In der Regel kommt bei den meisten Diabetikern Typ 2 ein **Mischinsulintherapie** in Frage. Das heißt, es wird zwischen schnell wirkenden Insulin und Langzeitinsulin gewechselt.

3.5. Neue Therapieansätze

Bei einer Volkskrankheit wie Diabetes Typ 2 laufen die Forschungen zu neuen Therapien auf Hochtouren.

Eine Theorie, die erfolgversprechend sein könnte, kommt aus den USA und nennt sich **Stoßtherapie mit Insulin.** Ziel ist es, kurz nach Beginn der Krankheit den Patienten kurz und intensiv mit Insulin zu behandeln, um so die Blutzuckerwerte zu stabilisieren. Eine Studie zeigte überraschende Erfolge.

Realistische Chancen hat auch eine **Insulinpumpe**, die sich noch im Versuchsstadium befindet. Die Pumpe soll selbständig die Blutwerte messen und dann die entsprechende Menge Insulin abgeben.

Tatsache dagegen ist die **Sensor-unterstützte Pumpe**: Ein Sensor wird im Unterhautfettgewebe eingebracht und misst dort alle fünf Minuten den Zucker in der Gewebsflüssigkeit. Das Ergebnis wird an die Pumpe gefunkt. Diese zeigt den Wert an und veranlasst einen Alarm, wenn der Wert zu hoch oder zu tief ist.

4. Sonderformen des Diabetes

Es gibt Sonderformen des Diabetes, die sehr selten auftreten und unter der Bezeichnung **Diabetes Typ 3** zusammengefasst werden.

Dabei handelt es sich um **meist genetisch bedingte Erkrankungen**, aber auch als **Begleiterkrankung** bei anderen Krankheiten.

Weil dieser Diabetes Typ sehr selten auftritt, gibt es kaum Hinweise darauf in einschlägigen Ratgebern.

Die **Behandlung** ist abhängig von dem speziellen Typ, also seiner **Untergruppierung** und den anderen Krankheiten, die bei einem Diabetes Typ 3 im Vordergrund stehen.

Folgende Diabetes Typ 3 Gruppen werden unterschieden:

3 A (Genetischer Defekt der B-Zelle)

> ❖ Chromosom 20 (MODY 1)
>
> ❖ Chromosom 7 (MODY 2)
>
> ❖ Chromosom 12 (MODY 3)
>
> ❖ Mitochondriale DNA (MIDD, Maternally Inherited Diabetes a. Deafness)

❖ Andere Defekte

3 B (weitere genetische Defekte als Ursache von Diabetes)

❖ Insulinresistenz Typ A

❖ Lipatrophischer Diabetes

❖ Andere Defekte

3 C (Krankheiten der exokrinen Pankreas)

❖ Pankreatitis

❖ Traumen/Pankreatektomie

❖ Neoplasmen

❖ Zystische Fibrose

❖ Hämochromatose

❖ Andere Erkrankungen

3 D (Endokrinopathien)

❖ Akromegalie

❖ Morbus Cushing

❖ Glucagonom

❖ Somatostatinom

❖ Hyperthyreose

❖ Phäochromozytom

❖ Aldosteronom

❖ Andere Erkrankungen

3 E (durch Drogen- oder Chemikalien hervorgerufene Diabetes)

❖ Vacor (Rattengift)

❖ Pentamidin

❖ Nikotinsäure

❖ Glucocorticoide

❖ Schilddrüsenhormone

❖ Diazoxid

❖ Beta-Sympathomimetika

❖ Thiazid-Diuretika

❖ Dilantin

❖ Alpha-Interferon

❖ andere Substanzen

3 F (Infektionen)

❖ Kongenitale Röteln

❖ Zytomegalievirus

❖ Andere Infektionen

3 G (Seltene Formen eines immunologisch bedingten Diabetes)

- ❖ "Stiff-man"-Syndrom
- ❖ Anti-Insulin-Rezeptor-Antikörper
- ❖ andere Formen

3 H (andere genetische Syndrome, die mitunter mit Diabetes verbunden sind)

- ❖ Down-Syndrom
- ❖ Klinefelter-Syndrom
- ❖ Turner-Syndrom
- ❖ Wolfram-Syndrom
- ❖ Friedreich´sche Ataxie
- ❖ Chorea Huntington
- ❖ Dystrophia myotonica
- ❖ Porphyrie
- ❖ Prader-Willi-Labhart-Syndrom
- ❖ Andere Syndrome

5. Schwangerschaftsdiabetes

Schwangerschaftsdiabetes tritt bei ungefähr 3,7 Prozent aller Schwangerschaften auf und wird auch als **Diabetes Typ 4, GDM oder Gestationsdiabetes** bezeichnet.

Es handelt sich hier um eine der am meisten gefürchteten Komplikationen während der Schwangerschaft.

Durch die ständige Überwachung der Schwangerschaft und die regelmäßigen Termine beim Arzt kann aber Schwangerschaftsdiabetes relativ zeitig festgestellt werden.

Meistens kommt die Diagnose überraschend für die Schwangere, denn die Symptome werden häufig auf die Schwangerschaft geschoben.

Verschiedene Hormone in der Schwangerschaft können eine zeitweise Insulinresistenz hervorrufen. Nach der Geburt fallen die Werte wieder in ein Normalniveau zurück.

Deshalb wird bei jeder Schwangeren zwischen der 23. bis 28. Schwangerschaftswoche ein **Zuckerbelastungstest** durchgeführt.

5.1.   Risikogruppen

Es gibt bestimmte Risikogruppen, die von Anfang der Schwangerschaft an überwacht werden, da hier das Risiko erfahrungsgemäß sehr hoch für Schwangerschaftsdiabetes ist. Dabei handelt es sich um folgende Gruppen:

❖ Übergewicht / Bodymaßindex (BMI) höher als 27

❖ Diabetes Typ 2 in der Familie

❖ das Alter der werdenden Mutter liegt über 30

❖ Schwangerschaftsdiabetes in einer vorherigen Schwangerschaft

❖ 3 Fehlgeburten mit unbekannter Ursache

❖ rapide Gewichtszunahme

❖ geborene Kinder mit einem Gewicht über 4500 g

❖ gestörte Glukosetoleranz vor der Schwangerschaft

5.2. Symptome

Schwangerschaftsdiabetes zeigt leider keine offensichtlichen Symptome. Deshalb sind viele Frauen auch sehr überrascht, wenn plötzlich diese Diagnose gestellt wird.

Gehören Sie zu den vorgestellten Risikogruppen, dann achten Sie auf folgende Symptome:

- ❖ Übermäßiger Durst
- ❖ Häufiges Wasserlassen
- ❖ Rapide Gewichtszunahme – mehr als 2 kg pro Woche
- ❖ Harnwegsentzündungen
- ❖ Nierenentzündungen
- ❖ Erhöhter Blutdruck
- ❖ Wachstumsstörung des ungeborenen Kindes
- ❖ Veränderung der Fruchtwassermenge

Suchen Sie lieber einmal zu viel den Arzt auf, als zu wenig, wenn Sie meinen, ein Symptom trifft auf Sie zu.

5.3. Ursachen

Während der Schwangerschaft arbeitet der mütterliche Organismus auf Hochtouren und muss Rekordleistungen vollbringen.

Schwangerschaftshormone wie beispielsweise Cortisol, Östrogen, Progesteron und Prolactin gelten als Gegner des Insulins und führen mitunter zu einer zunehmend höheren Insulinresistenz.

Kann die Bauchspeicheldrüse hier nichts mehr entgegen setzen, dann kommt es zur befürchteten Schwangerschaftsdiabetes.

In seltenen Fällen kann während der Schwangerschaft auch aus diesem Grund ein genetisch veranlagter Diabetes Typ 1oder 2 zum Ausbruch kommen.

5.4. Mögliche Komplikationen in der Schwangerschaft

Durch eine **Unterversorgung der Plazenta** kann es zu einer Mangelversorgung des Babys und im schlimmsten Fall zu einer Fehlgeburt kommen.

Andrerseits kann eine zu lange Überzuckerung der Mutter zu einem zu **hohen Geburtsgewicht** des Kindes führen. Das hohe Gewicht geht aber auf Kosten der **Lungenreifung** und führt somit zu einer lebensbedrohlichen Komplikation bei der Geburt.

Gleichzeitig legt die Mutter durch eine Schwangerschaftsdiabetes den **Grundstein für eine spätere Diabetes Typ 2 Veranlagung** bei sich wie bei dem Kind, wie neuste Forschungen beweisen.

Weiter besteht die Gefahr, dass das Kind später einer Stoffwechselstörung erkrankt.

Weitere Risiken könnten in der Entstehung eines Bluthochdrucks oder einem Nierenversagen der Mutter liegen.

5.5. Komplikationen nach der Geburt

Das Baby reagierte bereits während der Schwangerschaft auf den erhöhten Blutzucker der Mutter. Es hat eine stark vergrößerte Bauchspeicheldrüse gebildet und schüttet nun vermehrt Insulin aus.

Da aber nach der Geburt die Zuckerzufuhr der Mutter fehlt, entsteht eine gefährliche und vor allem schnelle Unterzuckerung des Kindes. Wird diese nicht behandelt, kann es den Tod des Kindes zur Folge haben.

Weitere Folgen können das Atemnotsyndrom, chronischer Sauerstoffmangel, Gelbsucht, zu niedriger Kalziumspiegel mit Muskelkrämpfen, Blutbildung außerhalb des Knochenmarks und ein zu großes, aber weniger leistungsfähiges Herz des Kindes.

Deshalb ist es für Schwangeren mit Diabetes Typ 4 besser, in einer Klinik zu entbinden, damit das Kind nach der Geburt auf eine erhöhte Insulinproduktion untersucht und so optimal versorgt werden kann.

5.6. Behandlung und Therapie

Bei einem Großteil der Schwangeren reicht es aus, wenn die Ernährung etwas umgestellt wird. So werden kleinere, aber häufigere Mahlzeiten empfohlen. Mitunter genügt es auch, statt Weißbrotprodukten Vollkorn zu verwenden.

Ebenfalls sollten Sie auf kohlenhydratreiche Getränke (wie Fruchtsäfte, Cola, Limonade) verzichten.

Dazu etwas mehr Bewegung wie längere Spaziergänge oder Schwangerschaftsgymnastik lassen die Blutzuckerwerte schnell auf ein normales Niveau fallen.

Falls diese Maßnahmen keine Wirkung zeigen, kommt eine Insulintherapie zum Einsatz.

Nur in wenigen Fällen kommt es zu einer Behandlung mit der Insulinpumpentherapie.

Gute Diabetesmedikamente wie Metformin oder Sulfonylharnstoff zeigen gute Ergebnisse bei Schwangerschaftsdiabetes, sind aber in Deutschland für Schwangere nicht zugelassen.

6. Genaueres zu den Therapien

Ich bin bis jetzt recht allgemein auf die Therapien eingegangen. Das wird Ihnen sicher nicht reichen, wenn der Arzt mit der Therapie bei Ihnen beginnt.

Es ist normal, dass Sie dann wissen wollen, ob Ihre Therapie tatsächlich optimal ist oder was es an Alternativen gibt. Nur mit diesem Wissen können Sie die Informationen des Arztes richtig einordnen.

Ich habe die gängigsten Therapie-Formen für Sie zusammen gesucht und werde auch neue Therapieansätze streifen.

Bitte bedenken Sie Folgendes beim Lesen:

Therapien werden heute individuell, also auf Sie persönlich, **angepasst**. Damit weichen die Behandlungen mitunter von dem beschriebenen und allgemeinen Muster etwas ab.

Doch ich habe mich bemüht, Ihnen eine verständliche **Vergleichsgrundlage** zu schaffen, so dass Sie wissen, welche Behandlungsform bei Ihnen durchgeführt wird.

6.1. Welche Therapien mit Insulin gibt es?

Tatsächlich gibt es etwa 3 verschiedene Insulintherapien, die nach heutigen Empfehlungen von Experten aber **individuell** angeglichen werden.

Es wird unterschieden nach der **konventionelle Insulintherapie (CT), Intensivierte konventionelle Insulintherapie (ICT) und der Insulinpumpentherapie (CSII)**.

Alle Therapiearten werden mit gespritzten Insulin, mit Insulin in Tablettenform oder mit Mischinsulin (Insulin in Spritzen- und Tablettenform) durchgeführt.

Angestrebt ist aber immer eine Therapie, die der **natürlichen Insulinfreisetzung** von einem gesunden Menschen nahe kommt.

Dadurch erreicht man eine **gute Stoffwechseleinstellung** und es werden so mögliche Komplikationen oder gar Folgeerkrankungen vermieden.

6.2. Wie wirkt die konventionelle Insulintherapie?

Die konventionelle Insulintherapie (CT) eignet sich in erster Linie für Diabetiker Typ 2, wenn die Medikamente (Insulin in Tablettenform) versagen und eine Diabetes-Schulung nicht möglich ist.

Bei dieser Therapie ist es notwendig, dass Sie sich jeden Tag eine bestimmte Menge an Mischinsulin spritzen. Die Dosis ist jeden Tag gleich groß und muss zweimal am Tag gespritzt werden.

Morgens – zwei Drittel der Tagesdosis vor dem Frühstück

Abends – ein Drittel der Tagesdosis vor dem Abendessen

Das heißt aber für Sie, dass Sie nicht mehr nach Bedarf essen können. Sie müssen Ihr Essen der Tagesdosis anpassen und diese pünktlich zu sich nehmen. Drei Hauptmahlzeiten und drei Zwischenmahlzeiten (empfohlener Essenplan) sollen einer Unterzuckerung vorbeugen.

6.3. Was ist die intensivierte konventionelle Insulintherapie?

Diese Therapieart erfreut sich zunehmender Beliebtheit, denn sie lässt ein größeres Maß an Individualität zu, als die konventionelle Insulintherapie.

Bei dieser Therapie spritzen Sie sich **1 bis 3 Mal täglich ein Langzeit-Insulin**, um den **Grundbedarf** zu decken. Von der Gesamtmenge des täglichen Insulinbedarfs beträgt das etwa die Hälfte der täglichen Insulinmenge.

Die **andere Hälfte** verteilen Sie auf Ihren Bedarf bei den Mahlzeiten und injizieren das **Kurzzeit-Insulin vor dem Essen**.

Dazu messen Sie Ihren **aktuellen Blutzuckerspiegel**, errechnen nun die optimale Insulindosis aus folgenden Faktoren:

- ➢ **Blutzuckerwert**
- ➢ **Gewünschte Nahrungsmenge**
- ➢ **Geplante körperliche Aktivität.**

6.4. Für wen eignet sich die Insulinpumpentherapie?

Die Insulinpumpentherapie (CSII) eignet sich für jeden Diabetiker mit einem **unregelmäßigen Lebensrhythmus** (wie Schichtarbeiter) oder ständig **schwankenden Blutzuckerwerten**. Aber auch Patienten mit einer **extremen Angst vor Spritzen** profitieren von dieser Therapie.

Musste früher die Insulinpumpe in einem Rucksack mit sich getragen werden, so haben die heutigen Pumpen grade mal die Größe eines kleinen Handys und können unter die Haut implantiert werden.

Über eine Kanüle und einen Katheder gibt sie auf **Knopfdruck** die **notwendige Menge Insulin vor den Mahlzeiten** ab.

Der **Grundbedarf des Körpers** aber wird durch die **automatische Abgabe kleinerer Dosen Insulin** gedeckt. Diese Einstellung nimmt Ihr Arzt vor und unterweist Sie genau in der Anwendung der Insulinpumpe.

6.5. Was ist die Basistherapie?

Die Basistherapie ist ein fester Bestandteil und der wesentliche Inhalt jeglicher Therapieformen bei Diabetikern.

Ohne die Basistherapie haben alle anderen Therapien **keinen realen Erfolg**. Denn wie der Name schon sagt, bildet sie die **Grundlage und Basis jeder Insulintherapie**.

Der Grund dafür ist schnell gefunden. In der Basistherapie geht es um die **optimale Ernährung** und die **sportlichen Aktivitäten, um die Insulintherapie zu unterstützen und den Blutzuckerwert optimal zu regeln.**

Spezielle Schulungen und Beratungen helfen Ihnen dabei, die Basistherapie richtig umzusetzen. Sie lernen dort, Ihre Ernährung umzustellen und für mehr Bewegung in Ihren Alltag zu sorgen.

Achtung: Bei einigen Diabetes-Typen genügt oft die **Umstellung auf die Basistherapie**, um die Insulinproduktion des Körpers wieder auf ein gesundes Level zu bringen. Das betrifft den **Diabetes Typ 2 im frühen Anfangsstadium und die Schwangerschaftsdiabetes.**

6.6. Noch etwas zu der Therapie mit Tabletten

Häufig wird die Tablettentherapie extra aufgeführt als alleinige Therapieform. Das stimmt so nicht.

Insulin kann in verschiedenen Formen (als Spritzinsulin und in Tabletten) verabreicht werden, doch bei den vorgestellten Gruppen geht es um die **Verabreichung des Insulins** allgemein.

Sie werden feststellen, dass die Therapien, die ich Ihnen vorgestellt habe, im **Grundmuster** auch auf die Tablettenform zutreffen.

Allgemein empfehlen die Ärzte gern die Therapie in Tablettenform. Auf den ersten Blick scheint das auch verständlich. Tabletten lassen **mehr Flexibilität** zu und Tabletten lassen sich **diskreter** einnehmen, als dies bei einer Insulinspritze möglich wäre.

Doch die **Nebenwirkungen von Tabletten** im Vergleich zum Spritzinsulin sind nicht zu unterschätzen. **Erbrechen, Durchfall und Laktose Intoleranz** sind nur die offensichtlichen Nebenwirkungen.

Gern wird folgendes auf Diabetes selbst geschoben und ist sogar als Folgeerkrankung aufgeführt. Doch schauen Sie selbst:

Eine nicht repräsentative Studie aus England ergab, dass Patienten, die mehr als 10 Jahre Insulintabletten einnahmen, eine deutlich **höhere Anfälligkeit für Nierenversagen** zeigten.

Bei Patienten aber die sich 10 Jahre lang Insulin spritzen, trat diese hohe Anfälligkeit nicht auf.

Empfehlenswert ist laut dieser Studie eine **Mischtherapie** aus gespritzten Langzeitinsulin und Kurzzeit-Insulin in Tablettenform.

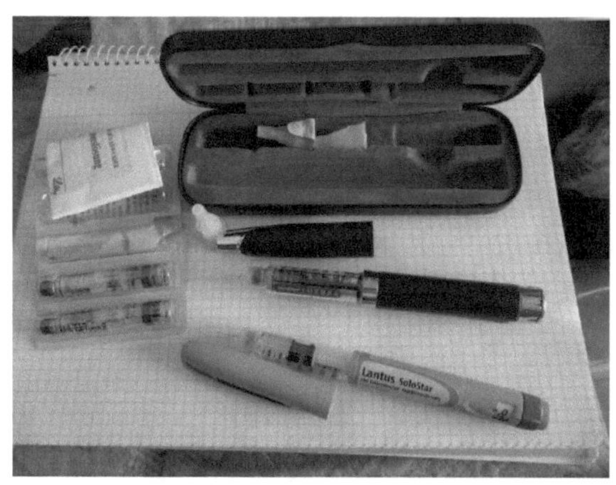

6.7. Therapieziele – wie sinnvoll sind sie?

Bei jedem Termin mit Ihrem Arzt werden nicht nur Ihre Blutzuckerwerte kontrolliert, sondern auch Ihr allgemeiner Gesundheitszustand.

Gleichzeitig wird Ihr Arzt mit Ihnen den weiteren Verlauf der Therapie besprechen. Dazu zählt auch, dass Therapieziele festgelegt werden.

Therapieziele können unter anderem sein:

> **Veränderung des Langzeitblutzuckerwertes**

> **Veränderung des Körpergewichts**

> **Veränderung des Blutdrucks**

> **Verbesserung des Blutzuckerwertes**

> **Veränderung der Blutfette und Cholesterinwerte**

> **Änderung in der Lebensweise (das betrifft die Ernährung, Bewegung, Nikotin- und Alkoholkonsum)**

Weitere **Therapieziele im Verlauf** werden sein:

- die **Lebensqualität** zu erhalten oder wieder herzustellen

- die **Kompetenz des Patienten** wie seiner Angehörigen im Umgang mit Diabetes zu steigern

- **Begleit-, Folgeerkrankungen und Spätfolgen** zu verhindern

- **Stoffwechselentgleisungen** zu vermeiden

- **eventuellen Beschwerden** vorzubeugen oder diese zu behandeln

- die **Nebenwirkungen** der Diabetes-Therapie und die **körperliche wie seelische Belastung** des Patienten möglichst klein zu halten.

Wie sich an den Zielen zeigt, sollen Sie zur aktiven Mitarbeit angeregt und bei der **Verbesserung Ihrer Therapie** eingebunden werden.

Das heißt, die Ziele sind nicht für den Arzt gedacht, sondern **für Sie und Ihre Gesundheit**.

Durch die Therapieziele führt Sie der Arzt nicht nur Stück für Stück näher an einen **optimalen Blutzuckerwert** heran. Sondern er sorgt auch gleichzeitig dafür, dass Sie besser und verantwortungsbewusst mit Ihrer Krankheit umgehen.

Die Ziele können Sie in **jedem Fall erreichen** und verlangen keine großen Anstrengungen oder einen riesigen Zeitaufwand von Ihnen.

Sie müssen sich nur konsequent an die derzeitige **Therapie** und die **Medikation** (Insulindosis) halten.

Das schließt aber auch die anderen empfohlenen Maßnahmen wie die **Ernährungsumstellung** und körperlichen **Aktivitäten** mit ein.

Die Therapieziele werden auch in Ihrem **Gesundheitspass-Diabetes** festgehalten. So können Sie Ihre Erfolge verfolgen und künftige Ziele mit Ihrem Arzt besser planen.

6.8. Alternative Behandlungsmöglichkeiten

Es ist normal, dass Sie auch andere Wege der Behandlung für Ihre Krankheit suchen. Doch hier ist Vorsicht geboten. Es gibt **kein Naturheilverfahren**, das nachweislich **Diabetes heilt** oder den **Blutzuckerspiegel auf Dauer** senkt.

Das heißt aber nicht, dass Naturheilverfahren nichts taugen bei Diabetes. Die alternativen Heilmethoden haben inzwischen ihren anerkannten Platz bei **der Linderung von Begleiterscheinungen** und zur **Vorbeugung bei Folgekrankheiten** gefunden.

Yoga eignet sich zum Beispiel beim Abbau von Stress. Gleichzeitig werden viele Muskeln trainiert und eine Stärkung des Herz-Kreislaufsystem erreicht. Yoga eignet sich aber nicht als alleinige Therapie bei Diabetes.

Ebenso verhält es sich mit anderen Heilmethoden wie der **Akkupunktur**.

Bevor Sie sich aber für eine Heilmethode entscheiden, nehmen Sie Rücksprache mit Ihrem Arzt.

6.9. Transplantation von Bauchspeicheldrüsen

1966 gelang eine einzigartige Operation und wurde als ein neuartiges Heilungsverfahren für Diabetiker hochgefeiert. Dabei handelte es sich um die Transplantation von Bauchspeicheldrüsen.

Inzwischen ist es stiller um diese Transplantation geworden. Das ist kein Wunder, denn diese Operation wirft eine Reihe von Problemen auf (Abstoßung, Mangel an Spenderorganen) und kommt nur bei Diabetes Typ1 in Frage. Heute wird auf Grund des Organmangels nur noch bei Nierenversagen neben der Niere auch die Bauchspeicheldrüse verpflanzt.

Die Erfolgschancen sind viel versprechend. Nach einem Jahr funktionieren 76 % der verpflanzten Organe einwandfrei. Nach 5 Jahren sind es immerhin noch 66 %.

Derzeit laufen Forschungen auf Hochtouren zu einer künstlichen Bauchspeicheldrüse. Doch wann diese Erfolg zeigen werden, kann niemand sagen.

6.10. Inselzelltransplantation – eine konkrete Möglichkeit?

Seit einiger Zeit existieren Versuche nicht mehr die komplette Bauchspeicheldrüse zu transplantieren, sondern nur die Insulin produzierenden Zellen (Inselzellen) aus einem Spenderorgan zu isolieren.

Dabei werden über ein großes Lebergefäß die Zellen direkt in die Leber gespült. Das klare Ziel ist, Diabetes Typ 1 Patienten von dem Insulinspritzen unabhängig zu machen.

Derzeitige Hindernisse bei der erfolgreichen Umsetzung dieses Verfahrens sind zum einen die wenigen Spenderorgane, die zur Verfügung stehen und die unvermeidliche Abstoßungsreaktion des Körpers. Weiterhin benötigt man für dieses Verfahren zwei bis drei Bauchspeicheldrüsen pro Patienten.

Das heißt, selbst wenn diese Transplantationsart nach heutigem Maßstab gelingt, so muss der Patient möglicherweise zwar kein Insulin mehr spritzen, dafür aber lebenslang Medikamente zur Verhinderung der Abstoßung einnehmen. Dieses Verfahren ist noch im experimentellen Stadium.

6.11. Stammzellentherapie –
Therapie der Zukunft?

Die Genetik ist unbestritten auf dem Vormarsch in der Medizin, so auch bei der Behandlung von Diabetes.

Seit 2008 gibt es unterschiedliche Erfolge bei der Stammzellentherapie für Diabetes Patienten. Trotzdem setzen Forscher, Ärzte und Erkrankte sehr viel Hoffnung in diese Art der Therapie.

Bei einem zugegeben sehr radikalen Versuch mit 15 Probanden, die an Diabetes Typ 1 litten, wurden immerhin 14 Patienten durch die Therapie mit Stammzellen geheilt.

Ob dieser Heilungserfolg von Dauer ist, kann niemand sagen. Das muss die Zeit zeigen.

Dazu ist die Therapie noch abhängig vom Alter der Patienten, denn je jünger der Patient war, umso größer waren die Heilungsfortschritte.

Gleichzeitig kam es zu verschiedenen Nebenwirkungen, die erst einmal gegen den Heilungserfolg abgewogen werden müssen.

6.12. Impfung gegen Diabetes – wird es das geben?

Die Tierversuche von französischen Forschern lassen Diabetes Typ 1 Patienten hoffen. Schon bald könnte die Impfung oder der Nasenspray gegen diese Autoimmunkrankheit wahr werden.

Derzeit nehmen die Forschungen und die Entwicklung eines Impfstoffes gegen Diabetes Typ 1 bei Kindern konkrete Formen an.

Es wurde festgestellt, dass durch die Aufnahme von Insulin die Krankheit verzögert oder sogar verhindert wird.

Da Diabetes Typ 1 meistens vererbt wird, gibt es seit Anfang 2010 eine repräsentative Studie an der TU München mit möglichen Risikopatienten. Dazu nehmen die Kinder täglich Insulin zu sich. Bisher lässt das Ergebnis hoffen. Keines der Kinder erkrankte bisher an Diabetes.

Eine weitere Studie erprobt ein Nasenspray mit Insulin an einer Gruppe von Probanden zwischen 4 und 30 Jahren. Bei beiden Studien wird noch die richtige Dosierung und Darreichungsform gesucht.

6.13. Blutzuckerwerte

An Diabetes erkrankte Menschen wissen oft nicht, an welchen Blutzuckerwerten sie sich orientieren sollten.

Ideal ist die Mitte, denn geht der Wert nach unten, droht eine Unterzuckerung. Im umgekehrten Fall haben Sie es mit einer Überzuckerung zu tun.

	Normal	Gestörte Glucose-Toleranz	Diabetes
Nüchtern Wert	<100 mg/dl <5,6mmol/l	≥ 100 bis < 125 mg/dl (≥ 5,6 bis <6,9mmol/l)	≥ 126 mg/dl (≥7,0 mmol/l)
Nicht Nüchtern Wert	<140 mg/dl <7,8 mmol/l	≥ 140 bis < 199 mg/dl (≥ 7,8 bis <11,0mmol/l)	≥ 200 mg/dl (≥11,1mmol/l)
HbA$_{1c}$	< 6,5 %	6,5–7,5 %	> 7,5 %

7. Märchen und Mythen rund um die Diabetes

Tatsächlich gibt es auch rund um die Erkrankung „Diabetes" Märchen und Mythen, die sich hartnäckig halten. Oft entstehen solche Irrtümer durch Unwissenheit. So erging es auch mir.

Als ich zum ersten Mal mit Diabetes konfrontiert wurde, da war eine meiner ersten Überlegungen: der Zucker im Essen muss weg.

Diese Schlussfolgerung dürfte gar nicht mal so selten sein.

Wie falsch manche gut gemeinten Ratschläge sind oder wie veraltet, konnte ich später nachlesen bzw. erfuhr ich bei einer bekannten Diabetologin.

In den nächsten Abschnitten sehen wir uns solche Irrtümer genauer an und Sie werden mitunter genauso wie ich erstaunt sein, welche Antworten ich gefunden habe.

7.1. Süßes und Obst sind tabu?

Nein, diese These stimmt nicht. Im Gegenteil, Süßes braucht jeder Mensch, der Diabetiker muss nur etwas aufpassen, wie oft er zu süßen Sachen greift.

Zucker, Süßigkeiten und Obst kann jeder Diabetiker zu sich nehmen, wenn er dabei die Broteinheiten beachtet.

Welche Frucht oder Süßigkeit wie viel Kalorien enthält, lässt sich in der Kohlenhydrattabelle oder auf der Verpackung nachlesen.

Sogar die Deutsche Diabetes- Gesellschaft empfiehlt, dass bis zu zehn Prozent der Tageskalorien als Süßes gegessen werden sollten.

Überhaupt ist es wichtig, dass grade bei Diabetikern Obst täglich auf dem Speiseplan steht.

Die Devise für Diabetiker muss also lauten: **Süßes ja – aber bitte in Maßen und nicht in Massen**.

7.2. Süßstoffe sind gesünder als Zucker

Das ist ebenfalls ein weit verbreiteter Irrtum und so nicht ganz richtig.

Auch ich nahm an, dass ich nun meine ganzen Rezepte auf Süßstoff umstellen muss. Doch mein Erstaunen war groß, als ich las, dass dies gar nicht notwendig ist.

Hier bin ich einem allgemeinen Märchen aufgesessen.

Süßstoffe sind bei Diabetes nicht das einzige erlaubte Süßungsmittel.

Nachdem sich das jahrzehntelange Tabu des Haushaltszuckers als unbegründet erwiesen hat, empfehlen die Diabetes-Fachgesellschaften weltweit auch wieder Haushaltszucker.

Aber aufgepasst:

- Aus Haushaltszucker sollten nicht mehr als zehn Prozent der täglich zugeführten Energie stammen (ungefähr bis zu 50 Gramm).

- Nehmen Sie den Zucker über mehrere Portionen verteilt zu sich.

- Verwenden Sie den Haushaltszucker möglichst in „verpackter Form" wie zum Beispiel in Kuchen, Schokolade oder Milchreis.

- Bei Getränken verwenden Sie besser Süßstoffe.

Diabetiker müssen also nur ihre Broteinheiten bzw. Kohlenhydrate entsprechend im normalen Essen berechnen, dann können sie auch Süßes in jeglicher Form zu sich nehmen.

Aber eben in Maßen und nicht in Massen.

7.3.   Diätprodukte sind besser

Klar, das leuchtet ein. Diätprodukte oder spezielle Diabetikernahrung können doch nur gut sein, denn schließlich sind sie ja für Diabetiker hergestellt.

Falsch!

Denn was hier an Zucker eingespart wird, kommt häufig in Form von Fett wieder hinzu.

Die verwendeten Süßstoffe verringern nicht den Blutzuckerspiegel.

Und ausgewogen ist diese Ernährung häufig nicht.

Inzwischen beabsichtigt die Bundesregierung, Diät- bzw. Diabetikerprodukte aus den Läden entfernen, sofern sie nicht den neusten Erkenntnissen aus Wissenschaft und Forschung angepasst sind.

Das gilt vor allem für die Angaben von Kohlenhydraten, Zucker und Fette.

Achten Sie deshalb genau auf die Inhaltsangaben auf den Packungen und rechnen Sie lieber nach.

7.4. Alkohol senkt den Blutzucker

Alkohol, besonders Hochprozentiges, hat tatsächlich eine blutzuckersenkende Wirkung.

Aber: Als Therapiemaßnahme ist das Trinken von Alkohol bei Diabetes absolut untauglich.

Denn die Wirkung von Alkohol zeigt sich noch zwölf bis 20 Stunden nach dem Genuss und bringt so die Insulintherapie heftig durcheinander.

Jedoch ein Glas ab und zu mal kann ein Diabetiker durchaus trinken.

Es sollte nur nicht zur Gewohnheit werden und für besondere Anlässe vorbehalten sein.

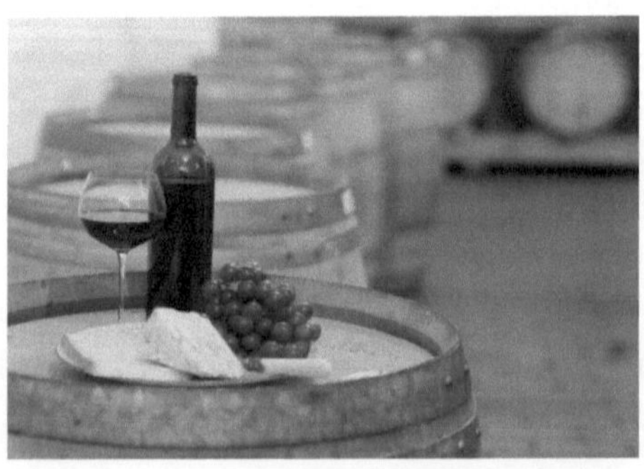

7.5. Alkohol komplett meiden

Das ist nicht ganz richtig. Früher war Alkohol für Diabetiker wegen der hohen Menge an Kohlenhydraten tabu. Heute sind Fachärzte aber der Auffassung, dass alkoholische Getränke Diabetikern nicht schaden, wenn dies maßvoll geschieht.

Die empfohlenen Tagesmengen liegen bei 15 Gramm Alkohol für Frauen und 30 Gramm für Männer. In größeren Mengen kann jedoch Alkohol den Zuckerstoffwechsel empfindlich stören. Bier stellt eine Ausnahme dar, weil der hohe Zuckergehalt das Übergewicht fördert. Empfehlenswert sind Produkten mit reduziertem Malzzucker.

Doch bitte beachten Sie, dass Alkohol viele Kalorien enthält. Obwohl er den Blutzucker zunächst ansteigen lässt, erhöht er die **Gefahr einer Unterzuckerung**, weil er die Arbeit der Leber blockiert. Solange sie nämlich versucht, den Alkohol zu entgiften, kann sie keinen neuen Zucker bilden. Die Gefahr einer Unterzuckerung besteht etwa zwölf bis 24 Stunden nach der Alkoholaufnahme.

7.6. Haferflocken helfen gegen hohen Blutzucker

Leider stimmt das nicht. Denn was früher als Geheimrezept gegen Blutzucker galt, stellte sich heute als gefährlich heraus.

Haferflocken sind reich an Kohlenhydraten und je mehr Sie davon essen, umso schneller steigt der Blutzucker an.

Besonders fatal, wenn nichts anderes dazu gegessen wird, wie bei einer Diät.

Zusammen mit Nüssen oder anderen Cerealien wie im Müsli können Sie die Haferflocken unbedenklich essen. Beachten Sie nur die Inhaltsangabe auf der Packung.

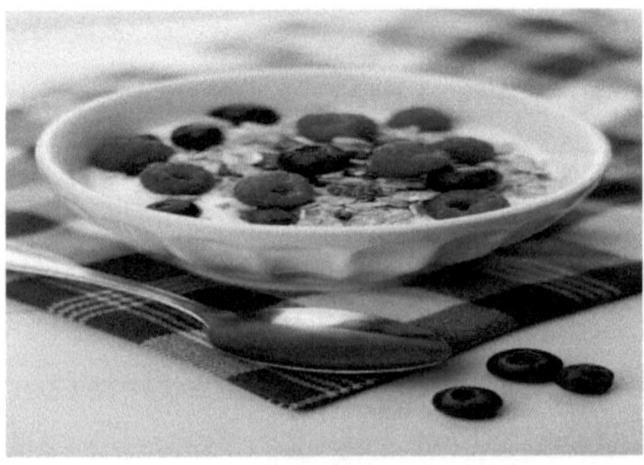

7.7. Sauerkrautsaft senkt den Blutzucker

Das gehört leider auch zu den weit verbreiteten Irrtümern. Ursprung für dieses Märchen ist die Vorstellung, dass Saures Süßes logischerweise neutralisiert. Dazu ist der Körper aber nicht in der Lage.

Den Geschmack nimmt der Mensch nur auf der Zunge wahr, nicht im Magen-Darm-Trakt.

Amerikanische Forschungen haben gezeigt, dass das Trinken von Sauerkrautsaft, egal in welchen Mengen, keinen Einfluss auf den Blutzucker hat.

Was Diabetes fördert, ist Übergewicht und Bewegungsmangel und nicht der Genuss von Süßem.

Diese Ursachen lassen sich nicht durch das Trinken von Sauerkrautsaft verringern oder gar beseitigen.

7.8. Topinambur senkt den Blutzucker

Die Erdbirne wird auch gerne als Zuckerkartoffel angeboten.

Leider gibt es kein Lebensmittel, welches Insulin enthält. Lediglich der ähnlich klingende Ballaststoff Inulin ist in hohen Mengen in Topinambur vertreten und verführt zur irrigen Meinung, Topinambur könne den Blutzucker senken.

Unbestritten ist jedoch, dass Ballaststoffe einen positiven Einfluss auf den Blutzuckerverlauf haben. So können Blutzuckerspitzen nach dem Essen gemildert werden.

Topinambur im Austausch gegen Insulin für die Regulierung des Blutzuckerspiegels einzusetzen, ist leider der falsche Weg.

Der Genuss von Topinamburschnaps und -saft nutzt ebenfalls nichts.

7.9. Diabetes wird durch zu viel Zucker hervorgerufen

Hier handelt es um eine Halbwahrheit. Denn auf den Diabetes Typ 1 trifft das gar nicht zu.

Anders sieht es bei den Hauptursachen für Diabetes Typ 2 aus. Übergewicht, mangelnde Bewegung und falsche Ernährung sind Vorreiter für diesen Diabetestyp. Der Zucker selbst macht keinen Diabetes. Aber ein Zuviel davon kann zu Übergewicht führen.

Wissenschaftler und Ärzte sehen aber nicht im Haushaltszucker, sondern im **Fruchtzucker** das wahre Übel. Fruktoseslrup, zum Beispiel in Müsliriegeln oder Softdrinks, sollte man also mit Vorsicht genießen.

Das Problem ist, dass diese Produkte, trotz hoher Kalorienzahl, nicht gut sättigen. Zudem wandelt der Körper Fruktose sehr viel schneller in Fett um, als Glukose. Außerdem stimuliert Fruchtzucker auch die Einlagerung von Fetten aus der Nahrung stärker.

Gleichzeitig fördert Fruktose die Erhöhung des Harnsäurespiegels und hemmt so den Fettabbau.

7.10. Diabetes bekommen nur alte Menschen

Auch dies ist ein Märchen. Wahr ist allerdings, dass früher hauptsächlich ältere Menschen an Diabetes Typ 2 erkrankten. Deshalb nannte man diesen Diabetes auch Alterszucker.

Denn mit zunehmendem Alter wird die Bauchspeicheldrüse träge und produziert weniger Insulin. Das hat zur Folge, dass ältere Menschen an Diabetes erkranken.

Inzwischen hat aber eine Verlagerung auf jüngere Altersgruppen und auch Kinder wie Jugendliche stattgefunden.

Der Grund sind die bekannten Ursachen, also Übergewicht, zu wenig Bewegung und eine ungesunde Ernährung wie durch Softdrinks bzw. Fast Food.

7.11. Diabetiker dürfen keinen Sport treiben

Das ist nicht nur falsch, sondern auch gefährlich, denn Sport ist besonders für Menschen mit Diabetes gesund und extrem wichtig.

Es gibt aber auch hier Gruppen, die gewisse Einschränkungen aus gesundheitlichen beachten müssen.

Dazu gehören Diabetiker mit:

- ❖ diabetischer Neuropathie,
- ❖ Gefäßkomplikationen
- ❖ Herz-Kreislauf-Störungen.

Sport ist sehr wichtig für Diabetiker und hilft bei der Verbrennung von Kohlenhydraten sowie Fetten, fördert die Durchblutung und stärkt Muskeln und Organe.

Somit senkt Sport auch den Blutzucker.

7.12. Die Fette im Essen müssen verringert werden

Das ist zum Teil richtig. Extremer Fettverzehr wirkt sich sowohl für den Diabetiker als auch für den Nichtdiabetiker sehr ungünstig aus.

Ein Diabetiker muss in erster Linie auf die Kohlenhydrate achten. Die Kunst ist es, den Kohlenhydratgehalt der nächsten Mahlzeit richtig einzuschätzen und die dafür nötige Insulinmenge zu spritzen.

Fett wird aber bei dieser Berechnung nicht berücksichtigt.

Trotzdem können zu viel Fette verbunden mit wenig Bewegung zu einer Gefahr für jeden werden.

7.13. Gemüse hat keine Kohlenhydrate

Das ist zum größten Teil wahr. Die meisten **Gemüsesorten** haben tatsächlich keine oder kaum Kohlenhydrate.

Ausnahmen sind unter anderem:

- ❖ Dicke Bohnen (100g = 1BE),

- ❖ Mais (70g = 1BE),

- ❖ Erbsen (100g = 1BE),

- ❖ Zuckermais (80g = 1BE),

- ❖ Maiskolben (170g = 1BE),

- ❖ Rote Beete (140g = 1BE).

7.14. Diabetiker sind zeugungsunfähig

Das wäre sehr schade und stimmt so nicht.

Zu den möglichen Folgeerkrankungen von Diabetes (nach etwa 10 Jahren) gehören unter anderem auch Erektionsstörungen.

Meist liegen die Gründe in einer Schädigung des Nervensystems, bei circa einem Drittel der Betroffenen gehen die Ärzte von Gefäßstörungen aus.

Der Orgasmus und die Ejakulation sind davon aber nicht betroffen. Auch nicht die Qualität der Spermien wird durch Diabetes schlechter.

Im Gegenteil, durch die Neustrukturierung der Lebensgewohnheiten wie eine gesündere Ernährung und mehr Bewegung bekommen die Spermien quasi eine bessere Qualität und sogar Quantität.

7.15. Diabetiker können nicht in den Urlaub fahren

Auch diese Theorie ist falsch.

Mit etwas Planung und Voraussicht ist ein Urlaub kein Problem.

Nehmen Sie Ihre Geräte und Medikamente überall mit, dann ist es nicht schlimm, wenn ein Ausflug vielleicht länger dauert und/oder mit einem spontanen Restaurantbesuch endet.

Längere Reisen sollten Sie mit einem guten Blutzuckerwert sowie mit ausreichendem Insulin unternehmen. Vermeiden Sie nach Möglichkeit Stresssituationen. Stress wirkt wie eine Blockade beim Abbau des Blutzuckers und kann ihn sogar ansteigen lassen.

In ungewohnter Umgebung mit unbekannten Essen messen Sie besser einmal mehr Ihren Blutzucker. Wichtig wäre noch ein Arzt am Reiseziel, der Ihre Sprache spricht.

Tipp: Es gibt kleine SOS-Anhänger, in denen Sie alle wichtigen Daten einstecken können. So etwas kennt jeder Mediziner oder Notfallteam überall auf der Welt.

7.16. Zimt hilft gegen Diabetes

Vor etwa 4 Jahren war das der Geheimtipp schlechthin. Alles schwor auf die blutzuckersenkende Wirkung von Zimt, als die erfolgreichen Studien von pakistanischen und deutschen Forschern veröffentlicht wurden.

Danach hatte Zimt eine blutzucker- und blutfettsenkende Wirkung. Und je schwerer der Diabetes Typ 2 war, umso größer die Wirkung. Leider wiesen beide Studien kleinere Fehler in der Durchführung auf und wurden darum von Skeptikern zerrissen.

Dagegen steht eine Studie aus den Niederlanden, die dem Zimt als neues Heilmittel einen vernichtenden Schlag versetzen. Hier fand man keine Werte, die die Theorie vom Zimt als Heilmittel gegen Diabetes stützten.

Allerdings wies diese Untersuchung noch größere Mankos auf, als die beiden vorangegangenen Studien.

Fazit: Ob Zimt nun ein Heilmittel gegen Diabetes ist, ist wissenschaftlich nicht belegt, aber es schmeckt lecker.

7.17. Diabetiker müssen sich an einen Diätplan halten

Auch diese Aussage ist inzwischen überholt.

Diabetiker müssen zwar ihre **Ernährung umstellen**, aber die wenigsten Diabetiker müssen einen Diätplan einhalten.

Ein Diätplan kommt bei einem Diabetiker erst dann in Betracht, wenn ein zu hohes Übergewicht vorliegt oder eine Erkrankung, die einen Diätplan sinnvoll erscheinen lässt.

Das kann bei bestimmten Unverträglichkeiten vorliegen oder bei Allergien.

Fazit: Es ist zwar eine **Umstellung der Lebensgewohnheiten** und sicher auch der **Ernährung** notwendig, doch solange ein Diabetiker eine ausgewogene Ernährung zu sich nimmt, ist alles in Ordnung.

Für Angehörige und Freunde ist das sicher eine Erleichterung, denn es muss nicht speziell gekocht oder gebacken werden.

7.18. Diabetes ist unheilbar

Hier gehen die Meinungen weit auseinander.

Eins ist Fakt: Diabetes Typ 1 ist derzeit unheilbar. Es gibt aber Versuche, die Hoffnung machen, besonders in der Genetik.

Bei Diabetes Typ 2 sieht es anders aus. Hier gibt es viele Heilungsansätze, die viel versprechend sind, aber leider nicht repräsentativ.

Das heißt, die Ergebnisse der Studien sind zwar veröffentlicht und waren erfolgreich, aber sie wurden nur in einer kleinen Versuchsgruppe bzw. nur bei einer bestimmten Personengruppe durchgeführt.

Aber: Wird die Erkrankung zum Beispiel rechtzeitig erkannt, kann mit einer konsequenten Umstellung des Lebensstils die Krankheit tatsächlich abgewendet werden.

7.19. Diabetiker können nur mit Insulin behandelt werden

Auch hier sitzen Sie einem Irrtum aus längst vergangenen Tagen auf.

Heute wird bei der Therapie von Diabetes zunächst eine Umstellung der Lebenshaltung angesteuert.

Bringen die Nahrungsumstellung, etwas mehr Bewegung und Abnehmen nicht zum gewünschten Erfolg, verordnet der Arzt zunächst blutzuckersenkende Medikamente.

Zeigt dieser Therapieansatz auch nicht die gewünschte Wirkung, dann wird als letztes Mittel Insulin eingesetzt.

Eine Ausnahme ist der Diabetes Typ 1.

Da die Krankheit häufig entdeckt wird, wenn die Insulinproduktion des Körpers schon eingestellt oder nicht mehr ausreichend ist, kommt das Insulin im Zusammenhang mit einer Veränderung des Lebensstils als Therapie von Anfang an zum Tragen.

7.20. Insulin macht abhängig

Diese These können Sie beruhigt ins Reich der Märchen verabschieden.

Erst einmal wird nur bei akuten Fällen sofort mit Insulin therapiert. Aber eine reine Insulintherapie versucht der Arzt, so lange wie möglich hinaus zu zögern.

Das hängt aber nicht mit einer möglichen Insulinabhängigkeit zusammen, sondern eher mit den neuen wissenschaftlichen Erkenntnissen, dass eine Umstellung des Lebensstils bei Diabetes Typ 2 schon eine blutzuckersenkende Wirkung hat.

Es braucht niemand zu befürchten, dass Insulin abhängig macht. Wer sich dazu entschließt, das Insulin abzusetzen, hat mit hohen Blutzuckerwerten zu kämpfen, aber nicht mit Entzugserscheinungen. Das geht aus mehreren internationalen Studien eindeutig hervor.

Quelleverzeichnis:

http://www.vitanet.de/diabetes/therapie/basistherapie

http://www.diabetes-deutschland.de/archiv/204.htm

http://www.diabetes-deutschland.de/archiv/74.htm

http://www.diabetes-deutschland.de/archiv/278.htm

http://www.stuttgarter-zeitung.de/inhalt.medizin-impfung-gegen-typ-1-diabetes.ec0392b7-e104-4a4c-aaa8-ce0059e5ee47.html

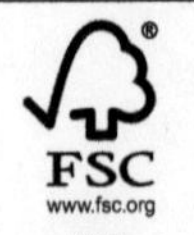